MARQUETTE

DÉDIÉ AUX FONDATEURS

DU TISSAGE MÉCANIQUE.

de Marquette

Par Gustave DESROUSSEAUX

MARQUETTE.

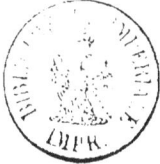

Marquette! A ce nom seul mon ardeur se réveille,
Je rougis du repos où ma muse sommeille,
Mon Pégase inactif veut prendre son essor,
Mon luth n'est point brisé, je veux chanter encor;
Mais qu'on n'attende point une acerbe critique;
D'être un censeur amer si parfois je me pique,
Poète, je m'incline, et sais tendre la main
A l'opulent qui voit un frère en son prochain.

Oh! venez avec moi, venez jusqu'à Marquette;
De ce séjour champêtre on bannit l'étiquette,
Nul ne doit y payer quand il veut être admis,
Et vous serez reçus comme d'anciens amis.
Que deux chevaux fringants traînent votre équipage,
Ou que simple piéton vous fassiez ce voyage,
Vous allez voir s'ouvrir la porte à deux battants,
Et comptez sur l'accueil des maîtres de céans.
Il est juste avant tout de leur faire visite;
Tout près de nous l'un d'eux précisément habite;
Sa maison est ornée avec simplicité,
Mais il connaît les lois de l'hospitalité,

Et, dès le premier mot, lui-même il se décide
A nous accompagner en nous servant de guide.
Ces vastes bâtiments offrent un beau coup-d'œil ;
Je comprends qu'on les montre avec un noble orgueil :
Si j'étais le seigneur et maître de Marquette,
Chacun pourrait venir se pendre à ma sonnette,
Et je serais tout fier d'étaler à ses yeux
L'ordre et la propreté qui règnent dans ces lieux.
Mais laissons de côté la maison de campagne :
Venez un peu plus loin, et je vous accompagne.

Entendez-vous là-bas ce vacarme infernal ?
Allons, n'ayez point peur d'entrer dans ce local :
De ces deux cents métiers la bruyante harmonie
Sans doute vous paraît une cacophonie,
Votre oreille est peu faite à ces rudes accords ;
Approchez cependant, admirez ces ressorts ;
Voyez-vous dans sa boîte avec tant de justesse
La navette qui passe et repasse sans cesse,
Et ces peignes d'acier toujours en mouvement
Qui frappent le tissu de leur vif battement ?
Je comprends ; tout ce bruit déjà vous rompt la tête.
Avez-vous quelquefois, quand rugit la tempête,
Entendu dans la nuit l'Océan furieux,
Quand ses flots écumants, soulevés jusqu'aux cieux,
Retombent tout-à-coup se brisant sur le sable
Et jetant dans l'espace un bruit épouvantable ?
Tel est l'horrible bruit que dans les ateliers,
Marchant tous à la fois, produisent ces métiers ;
Du fer, partout du fer, le fer partout résonne ;
Tout s'ébranle, se tord, s'agite et tourbillonne ;
C'est l'ouragan qui siffle et qui déchire l'air,
Et qui fait écumer les vagues de la mer.
Eh bien ! tout est en ordre en ce chaos énorme ;
Ce bruit vous étourdit, mais il est uniforme ;
Un habile moteur règle ces mouvements,
Il impose ses lois à tout en même temps.

Mais il n'est pas besoin qu'à ce propos j'explique
Tous les termes de l'art et de la mécanique ;

C'est d'ailleurs un sujet dont mon faible talent
Ne pourrait se tirer sans peine assurément;
L'industrie et ses lois pour moi sont un mystère;
Je ferais beaucoup mieux, je le sais, de me taire.
Pourtant, en avouant mon incapacité,
Je puis au moins du doigt toucher la vérité.
A chacun en ce monde il faut rendre justice,
Je le dis franchement, faut-il que j'en rougisse?
L'industrie en ces lieux a fait bien des progrès,
Chaque jour le travail ajoute à ses succès.

Vous avez, je le pense, errant à l'aventure,
Quand le soleil de juin échauffe la nature,
Jusqu'au milieu des champs, rêveur porté vos pas
Loin des bruits de la ville, et libre de tracas.
Vos regards s'étendaient au loin sur les prairies,
Sur les grands bois touffus, sur les moissons fleuries,
Et surtout parcouraient avec ravissement
De vastes champs de lin agités par le vent.
Avec combien de soin cette fleur fut parée!
La nature lui fit une robe azurée,
Et sur sa frêle tige, au soleil de l'été,
Elle étale sa grace et sa simplicité.
Ainsi qu'un manteau bleu ces fleurs couvrent la plaine,
Et quand parfois le vent courbe sous son haleine
Cet océan de fleurs et leur feuillage vert,
Vous croyez contempler le roulis de la mer.
Sans doute elles n'ont point le parfum de la rose;
Mais la reine des fleurs périt à peine éclose,
Elle se fane, hélas! et l'amoureux zéphyr
De son parfum si doux n'a plus le souvenir;
Et l'humble fleur des champs, sans fard dans sa parure,
Quand elle meurt soumise aux lois de la nature,
Se penche sur sa tige, et fait voir à nos yeux
Dans son sein entr'ouvert un trésor précieux.
Ce trésor, c'est du lin; aux fibres d'une plante
Nous devons ces tissus que l'industrie enfante.

Oh! comme je contemple avec ravissement,
Sous le regard de Dieu combien l'homme est puissant!

Il impose ses lois à la nature entière,
Et nouveau Prométhée anime la matière.
Exposés sous vos yeux regardez ces tissus;
Qu'il a fallu de soins, combien d'espoirs déçus
Avant de compléter la grande découverte,
Avant d'utiliser une matière inerte !
Sans sortir de ces lieux, désirez-vous savoir
Jusqu'où de l'homme peut s'étendre le pouvoir?
Vous pouvez à votre aise en juger par vous-même ;
Les essais ne sont plus à l'état de problème.
Cette plante si frêle et qui croît dans les champs,
Va livrer le trésor que recèlent ses flancs;
Vous en verrez sortir la matière textile,
Fine comme la soie et comme elle fragile.
D'habiles procédés appliqués avec soin,
De sa rude enveloppe ont arraché le lin;
Plus d'hésitation, aujourd'hui plus de doute,
Les lois de la chimie en ont tracé la route,
Les lois de la science ont enfin prévalu,
La routine n'a plus son pouvoir absolu.
Avec combien d'ardeur et de persévérance!....

Mais j'abuse déjà de votre patience ;
Je suis à mon exorde à peine parvenu,
Et je m'égare au loin sur un sol inconnu,
Je tâtonne en marchant, comme un homme en détresse,
Sans songer seulement à tenir ma promesse.
Je voulais vous montrer tout ce que dans ces lieux
Une ardeur généreuse a fait de merveilleux,
En un mot, je voulais vous faire voir Marquette,
Ma tâche m'épouvante, et déjà je m'arrête.
C'est que la poésie a de sévères lois
Qui mettent mon talent et ma muse aux abois;
Mon Pégase indocile a peine à se soumettre
Au joug impérieux du pompeux hexamètre.
N'importe, il faut finir ce que j'ai commencé,
Je veux suivre le plan que je me suis tracé.
Qu'est-il besoin d'ailleurs en termes poétiques
De vous énumérer toutes les mécaniques

Auxquelles l'industrie emprunte son secours?
Ces noms à votre oreille arrivent tous les jours;
Chacun veut fabriquer dans le siècle où nous sommes,
La fièvre d'industrie agite tous les hommes.
L'industrie aujourd'hui seule offre un avenir,
Et par elle au pinacle on cherche à parvenir;
C'est à qui franchira le premier la barrière,
En laissant loin de lui ses rivaux en arrière;
C'est une lutte ardente au milieu d'un champ clos;
Tout est sacrifié, le bonheur, le repos,
A chercher la fortune on épuise sa vie,
Et l'on meurt sans cueillir la palme poursuivie.
Dans ce siècle qu'on nomme un siècle de progrès,
Cette ardeur bien souvent est poussée à l'excès;
Et pendant tout le cours d'une longue carrière,
Songe-t-on quelquefois à la classe ouvrière?
Malheur à l'opulent dont le cœur endurci
N'a pour les malheureux ni pitié ni souci!

De ce triste spectacle, ah! détournons la vue,
Et revenons ici passer tout en revue.
L'ouvrier de Marquette est heureux de son sort;
Il nourrit sa famille et sans aucun effort.
Mais voyons en détail la jeune colonie
Qui de ses fondateurs dénote le génie.
Autour de cette usine, et bordant le pavé,
Par leurs soins bienveillants, jadis fut élevé,
Un groupe de maisons de modeste apparence;
De nombreux ouvriers y font leur résidence.
De ces bons artisans vous aurez bon accueil,
Car l'hospitalité vous attend sur le seuil.
Tout respire en ce lieu, le bonheur, le bien-être,
Et plus qu'en un palais ils sont heureux peut-être.
Sans doute on n'y voit point de glaces, de sophas,
De ces colifichets on y fait peu de cas;
L'acajou n'orne point les meubles ni la table;
Mais le linge est bien blanc, le lit très-confortable,
L'ordre règne partout, partout la propreté;
C'est le luxe du pauvre, il lui doit la santé.

Ces modestes maisons sont des palais splendides,
S'il faut les comparer à ces bouges fétides
Que plus d'un artisan choisit pour son séjour :
A peine en plein midi l'on y verrait le jour;
Là croupissent sans cesse, entassés pêle-mêle,
De chétifs avortons à la mine hâve et grêle;
De miasmes impurs l'air est toujours chargé,
Et souvent l'on s'endort avant d'avoir mangé.
Ce malheur est affreux, il fait frémir sans doute,
Mais l'inconduite, hélas! en est souvent la route.
Par l'ivresse égaré, misérable en tout lieu,
L'homme, comme une brute, a renié son Dieu.
Et voilà tous les jours le tableau déplorable
Que présente à nos yeux une ivresse coupable.
A Marquette, au contraire, un bien-être enchanteur
Réjouit aussitôt les yeux du visiteur;
Examinez de près ces nombreuses familles;
Point d'êtres maladifs et couverts de guenilles;
On respire un air pur, le bonheur, la gaîté;
L'homme, quoiqu'artisan, garde sa dignité.
Des savants très-experts en pareilles matières
Ont soumis bien des plans de cités ouvrières;
De les chercher en Prusse ils n'ont guère besoin,
Qu'ils viennent à Marquette et n'aillent pas plus loin.

Quel bienfaisant génie en ce séjour préside,
Veille sur l'artisan en lui servant de guide?
Qu'on ne m'accuse point de partialité :
Ma muse n'a jamais fardé la vérité;
Mais quand les faits sont là, loin qu'elle les déguise,
Elle les met au jour avec pleine franchise.
Le maître de Marquette est un homme de cœur,
De tous ses ouvriers il est le bienfaiteur;
Et quand sa modestie en serait offensée,
Il faut que tout au long je dise ma pensée.
Loin de moi ces rêveurs, effrontés charlatans,
Qui d'un peuple gagé se font les courtisans,
Et qui, dans un discours plus ou moins pathétique,
Déplorent en un club la misère publique!

Dites-moi, qu'ont-ils fait ces illustres tribuns
Pour sauver l'indigent de besoins importuns?
En le voyant souffrir et privé de ressource,
Lui tendaient-ils la main pour lui donner leur bourse?
Orgueilleux histrions montés sur des tréteaux,
Avec fatuité drapés dans leurs manteaux,
C'était au nom sacré de la philanthropie
Qu'ils jetaient à la foule une vaine utopie,
Et qu'ils osaient devant un servile auditeur
D'un cynisme effronté se parer sans pudeur.
Des fleurs de rhétorique, un pompeux verbiage,
Des poses de théâtre, un bruyant étalage :
Voilà tout ce qu'ont fait ces sublimes esprits.
La montagne en travail enfante une souris!

Pour pratiquer le bien il ne faut pas de phrases.
Quand la société s'écroule sur ses bases,
Il faut pour la sauver, non point des orateurs
Qui prêchent fièrement leurs dogmes imposteurs,
Mais des hommes de cœur, de ces hommes d'élite,
Qui de la modestie ont du moins le mérite.
Vous en avez ici l'exemple sous les yeux :
Un homme dirigé par son cœur généreux,
Dédaignant les grands mots et tout leur vain prestige,
Accomplit chaque jour dans Marquette un prodige.
L'ouvrier devant lui s'incline avec respect;
Jamais on ne le voit trembler à son aspect,
Chaque jour il bénit le nom de Jules Scrive.
Je professe pour lui l'estime la plus vive;
J'ai su l'apprécier déjà depuis long-temps,
Et je connais très-bien ses nobles sentiments.

Mais dans l'éloge même il faut qu'on soit sincère,
Et que la vérité se dise tout entière.
S'il donne à l'artisan l'aisance et le bonheur,
Ce n'est pas à lui seul qu'en revient tout l'honneur.
Si j'étais exclusif, je serais téméraire :
De ses associés il est le mandataire.
Ses frères, comme lui, jeunes, laborieux,
Ont tous pour l'artisan un cœur affectueux;

L'ouvrier à leurs yeux n'est pas une machine,
Un instrument inerte au milieu d'une usine,
Une bête de somme attelée au timon,
A qui pour l'exciter il faut de l'éperon;
C'est un être comme eux doué d'intelligence,
C'est un frère sur qui veille la Providence.
Toujours impénétrable en ses vastes desseins,
Dieu dirige à son gré le monde et les humains.
Sur l'un il fait tomber les dons de la richesse,
L'autre traîne sa vie en proie à la détresse;
Mais le riche a reçu la sainte mission
De consoler le pauvre en son affliction.
Ils ont très-bien compris cette sainte doctrine,
Les jeunes commerçants maîtres de cette usine;
Mais, retenus ailleurs par leurs travaux nombreux,
Ils doivent bien souvent être absents de ces lieux.
Jules Scrive pour eux travaille sans relâche,
C'est lui qu'ils ont choisi pour remplir cette tâche;
Et quand il accomplit quelque chose de bien,
Ils l'approuvent toujours, leur avis est le sien.

Jadis d'un commerçant j'eus le tort de médire;
Ma muse, osant s'armer du fouet de la satire,
Se mit à censurer avec d'amers propos
D'honnêtes citoyens amateurs de chevaux.
Aucun ne fut exempt de mon trait satirique;
Danset fut le premier atteint de ma critique.
J'osai lui reprocher un innocent plaisir,
Et veux lui témoigner mon profond repentir,
Je m'incline humblement en m'avouant coupable,
Et lui fais sans rougir une amende honorable;
De Jules Scrive il est le collaborateur,
Comme lui, de Marquette il est le bienfaiteur.
Il ne se borne pas, industriel habile,
Par un travail constant, et souvent difficile,
A chercher le moyen d'augmenter son avoir :
Envers ses ouvriers il comprend son devoir.

Et qu'on ne pense pas que le socialisme,
Système impraticable et monstrueux sophisme,

Puisse s'enorgueillir de ce que dans ces lieux
Ces deux associés font pour les malheureux.
Aucun d'eux n'a subi la loi démocratique,
Car Marquette existait avant la république :
Et, d'ailleurs, en ces temps de fausse liberté
Suivait-on les devoirs de la fraternité ?
Les grands hommes d'alors auraient voulu peut-être
Au peuple, leur ami, procurer le bien-être ;
Et tout ce peuple alors, comptant sur leur concours,
Avec avidité dévorait leurs discours ;
Mais pourquoi ces clameurs au milieu de nos places,
Cet appareil de guerre et ces folles menaces ?
Non, il fallait agir et faire moins de bruit,
Faire comme à Marquette avant quarante-huit.
Faire comme depuis l'ère républicaine
Ont fait d'honnêtes gens au cœur exempt de haine.
Ce siècle où nous vivons est riche d'avenir ;
Chaque jour, sous nos yeux, nous voyons s'accomplir
De grands évènements ; un gouvernement sage
D'une ère de bonheur nous donne le présage ;
Celui qui nous dirige a compris le progrès,
Lorsqu'il a dit un jour : L'Empire, c'est la paix.

Mais c'est assez, je crois, parler de politique,
Revenons au plus tôt aux chefs de la fabrique.
En voyant leurs efforts couronnés de succès,
Combien ils doivent être heureux et satisfaits !
Les nombreux ouvriers qui peuplent leur usine,
Aiment du règlement la sage discipline.
Aussitôt que la cloche a donné le signal,
Vous voyez accourir l'ouvrier matinal,
Et chacun d'eux, gaîment se mettant à l'ouvrage,
Jusqu'à la fin du jour travaille avec courage.
Ici l'on n'admet pas ces êtres fainéants,
Qu'on rencontre en tous lieux, paresseux et flanants,
Mais de bons travailleurs, des hommes pleins de zèle
Que n'épouvante pas une tâche rebelle.
Vous les avez déjà vus dans les ateliers
Travailler assidus auprès de leurs métiers

Tous ces visages gais expriment la franchise ;
Puis avec quelle ardeur chacun d'eux rivalise
Pour finir le travail à ses soins confié.
Il sait que son travail sera vérifié,
Il sait bien aussi qu'au bout de la semaine
Un salaire équitable aura payé sa peine ;
Que son maître voit tout d'un regard vigilant
Et rémunèrera ses soins et son talent.
Nul ne peut échapper à cette surveillance,
Et le bon ouvrier aura sa récompense.
Chacun de l'obtenir est fier et désireux,
C'est une lutte à qui travaillera le mieux.

Il faut que l'ouvrier comprenne ce principe,
Qu'au sort de son patron lui-même participe ;
Lorsque le commerçant voit vers tous les pays
Avec facilité s'écouler ses produits,
Lorsqu'il a pu juger, d'après son inventaire,
Qu'il a dans son négoce accru son numéraire,
Il est de son devoir, après ce résultat,
Envers ses ouvriers de n'être point ingrat.
Ce principe n'est point une vaine chimère :
L'ouvrier de son maître est toujours solidaire ;
Quand son maître prospère, il est lui-même heureux,
Mais lorsque tout décline, il ne va guère mieux.
De ce principe vrai, voyez la conséquence :
En ces lieux l'ouvrier connaît son importance,
Il sait qu'en travaillant pour le compte d'autrui,
Il assure son sort et travaille pour lui ;
Aussi comme sa tâche est soignée avec zèle !
Comme aussi chaque jour s'accroît la clientelle !
Et c'est à tant de soins, à tant d'activité,
Qu'un établissement doit sa prospérité.

Déjà je vous ennuie, et votre front se ride ;
Il faut bien l'avouer, mon sujet est aride,
Car de morale ici je viens vous faire un cours
Où tout l'art poétique est d'un faible secours.
Daignez m'entendre encore, ayez de l'indulgence,
Je mettrai terme ensuite à votre pénitence.

L'artisan peut jouir de la félicité
Lorqu'il a du travail, lorsqu'il a la santé ;
Mais il arrive, hélas! de ces jours de détresse,
Où son corps épuisé succombe à sa faiblesse ;
Quand d'une fièvre affreuse il ressent les ardeurs,
Et qu'il reste étendu sur son lit de douleurs,
Ses bras tremblants n'ont plus la force nécessaire
Pour accomplir leur tâche et gagner un salaire.
Combien de malheureux, privés de tout pouvoir,
Se sont vu consumer par un lent désespoir,
Lorsqu'autour d'eux souffrait une famille entière,
Couverte de haillons et mourant de misère!
Encor si l'artisan, pendant les heureux jours,
Avait pour l'avenir amassé du secours!
Mais souvent il ne voit l'avenir avec crainte
Que lorsque de son mal il éprouve l'étreinte ;
Et puis quand il arrive au terrible moment
Où contre la douleur il lutte vainement,
Il va mourir peut-être, et son âme est brisée,
Car depuis bien long-temps sa bourse est épuisée.
Que faire alors? comment adoucir son malheur,
Lorsque le sort l'accable avec tant de rigueur?
Sans doute il faut bénir avec reconnaissance
Ces hommes dévoués, remplis de bienveillance,
Dont le zèle éclairé, sans faste, sans éclat,
Va chercher l'indigent jusque sur son grabat.
Mais en ce monde, hélas! il est tant de misères,
Peuvent-ils à la fois consoler tous leurs frères?
D'ailleurs, et c'est bien vrai, souvent le malheureux
Veut cacher sa misère ainsi qu'un mal honteux ;
Il aime mieux souffrir et mourir en silence,
Qu'aller du pauvriseur implorer l'assistance.

Certes, je ne veux pas, par mon zèle emporté,
M'ériger en sauveur de la société ;
Telle n'est pas ma tâche, à moi pauvre poète,
Je dirai simplement ce qu'on fait à Marquette.
S'entr'aider en ce monde est une une loi du ciel.
Qu'il est beau d'être unis par un nœud fraternel!

On peut braver gaîment la mauvaise fortune,
La douleur est moins lourde alors qu'elle est commune.
Ici les artisans sont tous unis entre eux,
Et quand la maladie atteint un malheureux,
Il ne doit pas rougir et cacher sa souffrance,
Ses amis viennent tous lui prêter assistance ;
Il peut attendre en paix le retour des beaux jours,
Grâce au trésor commun, la caisse de secours.
Le travail de chacun alimente la caisse,
Elle appartient à tous dans les jours de détresse,
Et pour bien assurer son efficacité,
Le moyen est fort simple et doit être cité.
Le jour où l'ouvrier vient toucher le salaire,
Auquel lui donne droit son travail ordinaire,
Dans les mains du caissier de l'établissement
Il laisse un faible appoint pris sur son traitement.
Certes, ce sacrifice est pour lui bien minime,
Car il est jour par jour d'à peu près un centime ;
Mais ainsi que l'on voit de bien faibles ruisseaux
Porter à l'Océan le tribut de leurs eaux,
Ou, se réunissant pendant leur course errante,
S'ériger à la fin en rivière puissante,
Ces deniers réunis composent un trésor
Qui du pauvre artisan vient adoucir le sort ;
Et quand il doit céder au long mal qui l'opprime,
Ou que d'un accident il devient la victime,
Il reçoit chaque jour un salaire certain,
La caisse de secours n'existe pas en vain.
Lorsque d'un médecin les soins sont nécessaires,
La caisse vient à point payer ses honoraires ;
Elle fournit aussi tous les médicaments ;
Sur elle l'ouvrier peut compter en tout temps.

Les jours ne sont pas loin, et j'en ai souvenance,
Où ce pays était en proie à la souffrance.
Dans son vol ténébreux, un terrible fléau
Passait en agitant son lugubre flambeau ;
C'était le choléra qui traînait à sa suite
Le spectre de la mort, sa fidèle acolyte.

Ce fut alors un temps de désespoir, de pleurs ;
L'artisan de Marquette eut sa part de douleurs,
Car le fléau, suivant son cours lent et terrible,
Les frappait sans pitié d'une main invisible.
Pendant qu'il sévissait, l'ouvrier, tous les jours,
De son maître empressé recevait les secours ;
On le voyait sans cesse au chevet des malades,
Les nommant ses amis et ses bons camarades ;
Des pauvres moribonds il ranimait l'espoir,
Et combien sur eux tous il avait de pouvoir !
Ses paroles avaient le don de la magie :
L'ouvrier attentif retrouvait l'énergie,
Et souvent on en vit luttant contre la mort
Renaître à l'existence en un sublime effort.
Malgré ses soins pourtant, au souffle de l'orage
Beaucoup dûrent céder et périr avant l'âge ;
Ils aspiraient au ciel, et tous avec ardeur
Bénissaient en mourant leur noble bienfaiteur.
En voyant sous ses yeux leur dépouille glacée,
Son cœur reçut du ciel une sainte pensée :
Près de l'église un jour, simple et sans ornement,
Il fit de ses deniers construire un monument ;
Le gazon seul y croît, entouré d'une grille,
Et c'est pour l'artisan le caveau de famille.
Oh ! combien j'ai souvent cru voir devant mes yeux
L'indigent à la terre adressant ses adieux !
Quel affreux désespoir doit agiter son âme,
Quand il songe qu'un jour ses enfants et sa femme
Ne pourront pas aller prier sur son tombeau !
Pour lui, point de cyprès, de marbre, de caveau,
Point de ces monuments qu'élève la fortune,
Son corps sera jeté dans la fosse commune ;
Sa place est là, le sol va seul le recouvrir,
Et ses meilleurs amis perdront son souvenir.
Grâce à son bienfaiteur, l'ouvrier de Marquette
Voit avec moins d'effroi sa tombe qui s'apprête ;
Il sait qu'il dormira dans le champ du repos
Auprès des compagnons de ses rudes travaux,
Et que son nom sera conservé sur la pierre

Où ses amis viendront dire un jour leur prière.
Cet espoir qui survit à la réalité,
N'est-il pas un instinct de l'immortalité ?
Quand le corps se dissout et retombe en poussière,
Quand l'âme se dégage enfin de la matière,
Elle aspire ardemment vers un monde plus pur,
Et dans le sein de Dieu cherche un asile sûr.

Mais je m'égare encor dans mon vol poétique,
Et deviens tout-à-coup sombre et mélancolique ;
Il est temps de quitter l'asile des douleurs
Pour orner mon récit de plus vives couleurs.
Oh ! je sais sur Marquette une bien belle histoire,
Si belle, que j'en veux conserver la mémoire,
Et lui donner sa place aussi dans ce recueil.
Après de bien longs jours de misère et de deuil,
Quand l'horrible fléau s'enfuit de cette usine
Las de semer partout la mort et la ruine,
Quand l'horizon enfin ne fut plus aussi noir,
L'ouvrier put alors se livrer à l'espoir.
Après avoir d'abord béni l'Être suprême
Qui l'avait soutenu dans ce péril extrême,
Il sut se rappeler aussi l'homme de bien
Qui, près de son chevet, fut son ange gardien,
Pendant qu'il gémissait en proie à la détresse.
Alors on se consulte, on va, vient et s'empresse ;
On se parle tout bas ; de doctes orateurs
S'efforcent de donner les avis les meilleurs.
Et savez-vous pourquoi ce zèle, ce mystère ?
Je ne sais si je dois le dire ou bien le taire ;
Ma foi ! j'aime bien mieux le dire franchement :
Il s'agissait au chef de l'établissement
D'offrir à frais communs, en toute diligence,
Quelque gage flatteur de leur reconnaissance.
Et voilà ce complot secret, mystérieux,
Qui pendant quelque temps se trama dans ces lieux ;
Et quand vint le grand jour, ce fut dans tout Marquette
Un bonheur entraînant, une bien belle fête.
Des députés choisis parmi les travailleurs,

Ayant pour chef de file un de leurs orateurs,
S'avancèrent émus auprès de Jules Scrive ;
Puis, derrière eux, venait une foule attentive
D'ouvriers escortés de femmes et d'enfants,
Au radieux visage, aux regards bienveillants.
Jules Scrive était là, plus ému qu'eux peut-être,
Lui qui pour l'artisan fut toujours un bon maître ;
Quelle douce surprise alors qu'il reçut d'eux
Une belle médaille, un bronze précieux,
Où quelques mots gravés disaient sa bienveillance,
Et leur respect sincère, et leur reconnaissance.
Il est de ces moments de douce volupté
Où le cœur attendri semble s'être arrêté ;
Des moments où la voix sur les lèvres expire,
Sans pouvoir exprimer ce que nous voulons dire ;
Tel fut sans doute Scrive alors que devant lui
Il vit ses ouvriers le front épanoui,
Quand tous ces bons amis, d'un accord unanime,
Lui donnèrent tout haut cette preuve d'estime.
J'ai voulu vous citer cette belle action,
Revenons maintenant à notre inspection.

Nous sommes tous soumis aux lois de la nature,
Notre corps languirait privé de nourriture ;
Le riche, l'indigent, tous doivent obéir
A ce besoin pressant qui force à se nourrir.
Le riche sur ce point jamais ne se chagrine,
Il a son intendant et son chef de cuisine ;
S'il mange, évidemment c'est par nécessité,
Mais il y trouve encor beaucoup de volupté.
L'indigent ne vit pas avec délicatesse ;
Ignorant les plaisirs que donne la richesse,
Sobre dans ses repas, ce n'est que par besoin
Souvent qu'il se résigne à s'imposer ce soin.
Pendant que tout le jour il reste à son ouvrage,
Il faut que quelqu'un veille aux apprêts du ménage ;
Il a tantôt sa femme et tantôt ses enfants
Qui font cuire ses mets, soignent ses vêtements.

Ici vient m'assaillir une pensée amère,
Car elle me retrace encore une misère.
Pendant que l'artisan, presque mourant de faim,
S'en va par son travail gagner un peu de pain,
Combien de fois, hélas! au sein de son ménage,
Ne voit-on pas régner un triste gaspillage?
Combien de malheureux, regagnant leur taudis,
Ont pu trouver à peine un morceau de pain bis,
Tandis qu'en leur absence une bande joyeuse
Se livrait aux excès d'une ivresse honteuse!
Voilà le ver rongeur qui mine l'artisan,
Quand par malheur il trouve en sa femme un tyran.
Oh! comme il est à plaindre avec une mégère
Qui loin d'être soigneuse et bonne ménagère,
Vit dans l'inaction, le visage échauffé,
Et charme ses loisirs en buvant du café!
Et quel café souvent! une eau sale et jaunâtre
Qui du matin au soir croupit auprès de l'âtre.
Le café d'un ménage est toujours le fléau!
Avez-vous quelquefois contemplé le tableau
De femmes savourant cet énervant breuvage
Assaisonné d'alcool, de cris, de commérage?
Que leur importe alors si leurs pauvres enfants
Implorent à grands cris quelque peu d'aliments?
Tant que le café dure, en avant la folie!
L'ivresse rend heureux, car par elle on oublie!
Oh! sans doute il faudrait louer l'homme de bien
Qui d'arrêter ce mal trouverait le moyen!
Je prévois qu'un troupeau de femelles oisives
Va déjà m'assaillir des clameurs les plus vives;
Qu'importent leurs clameurs, si tous les artisans
Y trouvent bénéfice et sont reconnaissants?

C'est là ce qu'ont tenté les maîtres de Marquette;
Ce n'est pas un secret, car voici leur recette:
Se nourrir est souvent un besoin importun,
Mais si tous n'avaient plus qu'un ménage commun?
Si l'artisan pouvait aux heures ordinaires
Trouver les aliments qui lui sont nécessaires.

Sans qu'il fût obligé d'avoir tout l'embarras
De vaquer chaque jour aux soins de ses repas?
Certe, il y trouverait un bien grand avantage;
Sa femme, n'étant plus occupée au ménage,
Pourrait par un travail simple et peu fatigant
Dans les pressants besoins gagner un peu d'argent.
Il est vrai que souvent une femme chez elle
A mille objets divers peut employer son zèle;
Elle doit accomplir avec activité
Tous les devoirs sacrés de la maternité,
Car, par un des secrets cachés de la nature,
L'ouvrier a souvent grande progéniture.
La mère à ses enfants doit prodiguer ses soins,
Et veiller nuit et jour sur leurs nombreux besoins.
Mais on n'a pas toujours des enfants en bas âge;
Ainsi que des oiseaux échappés de leur cage,
Les enfants cherchent l'air, les fleurs, la liberté;
Leur mère ne doit plus rester à leur côté,
Car pour les surveiller hors de son domicile
Elle a l'instituteur ou la salle d'asile.
Et puis ce n'est pas tout, car il arrive un jour
Où l'enfant se fait homme et travaille à son tour,
L'artisan est payé de sa persévérance,
Quand le travail de tous lui procure l'aisance;
Sa femme, ses enfants lui prêtent leur appui,
Et libres de tous soins travaillent comme lui.

Il faut donc approuver le chef de cette usine
D'avoir fait en ce lieu construire une cuisine,
Où tous les ouvriers, à des moments précis,
Trouvent des aliments très-bons, à très-bas prix;
Il fallait bien aussi résoudre ce problème;
D'ailleurs, si vous voulez, jugez-en par vous-même;
Rien ne pourrait blesser ici votre odorat,
Et vous auriez grand tort d'être trop délicat:
Eh! tenez : nous voici tout près de la cuisine.

Mais de ce marmiton voyez un peu la mine;
Son front ne compte plus que de rares cheveux;

La nature les fit d'un blond très-hasardeux;
Telle on nous dépeignait autrefois la crinière
De l'astre rayonnant qui verse la lumière.
Il n'est plus jeune, hélas! et ses traits amaigris
Dénotent qu'il ne fut jamais un Adonis.
Son long nez décharné, fait en forme d'ellipse,
Pourrait bien de soleil amener une éclipse,
S'il allait un beau jour se placer dans les cieux
Entre notre planète et l'astre radieux.
Puis voyez son menton, lorsqu'il ferme la bouche,
S'élancer sur son nez avec un air farouche;
A peine s'il lui reste encor quelque chicot
Qui puisse repousser ce dangereux assaut.
Un jour, il m'en souvient, un de nos statuaires
Assistait par hasard aux apprêts culinaires;
Cet homme lui parut un prodige nouveau;
Une inspiration traversa son cerveau,
Car il avait trouvé, là, sur cette figure,
Un type merveilleux pour la caricature.
Il partit, mais bientôt il lui fit parvenir
Un gage précieux de son bon souvenir :
L'artiste, en un croquis vraiment digne d'Apelle,
Avait du marmiton fait l'image fidèle;
Ici, comme un trésor on garde ce portrait,
Il est signé : Dantan. Jugez s'il est parfait!

De grâce, pardonnez si ma muse légère
Emploie à ce sujet un style peu sévère;
Mais de la raillerie on peut prendre le ton,
Dès qu'on n'attaque pas l'honneur d'un marmiton.
Je voudrais posséder la grâce et le génie
De l'admirable auteur de la Gastronomie ;
Je dépeindrais alors, dans un style pompeux,
La gloire et le talent de cet homme fameux,
L'émule distingué de l'illustre Carême.

Déjà nous arrivons à ce moment suprême
Où des jets de vapeur, s'élançant à la fois,
D'un réservoir immense ébranlent les parois;

Pour lui, c'est le signal, c'est l'assaut qui commence.
Voyez combien de soins, combien de vigilance,
Pour remplir ses chaudrons d'innombrables monceaux
De légumes, de viande apprêtés en morceaux !
Ici pour l'ouvrier va bouillir le potage,
Et quand arrivera le moment du partage,
Chacun aura son lot d'excellent consommé,
Et le bœuf sera cuit toujours à point nommé.
Bien que ce marmiton ait l'air un peu farouche,
En voyant ses produits l'eau vous vient à la bouche,
Ses chaudrons sont toujours brillants de propreté,
Dans les règles de l'art le tout est apprêté,
Et plus d'un gastronome, épris de sa méthode,
Priserait son potage et son bœuf à la mode.
Aussi l'ouvrier peut, sans crainte et sans dégoût,
Par sa main préparé manger chaque ragoût;
Quoiqu'il connaisse peu les plaisirs de la table,
Il aime cependant que tout soit convenable,
Et tout le monde sait que Jean le cuisinier
Est un savant artiste, et non un gargottier.

Mais j'en ai dit assez sur ce grand personnage;
Voyons si la cuisine offre un autre avantage :
Quand votre ménagère ou bien votre intendant
Vont chez vos fournisseurs, n'est-il pas évident
Que s'ils font des achats de certaine importance,
Ceux-là seront pour eux remplis de complaisance,
Et n'hésiteront pas en cette occasion
A faire sur leurs prix une concession ?
A Marquette, on agit de la même manière,
Et lorsque le fourrier chargé de l'ordinaire,
Fait acquisition des nombreux alimens
Destinés à nourrir quatre cents artisans,
Le vendeur enchanté s'impose un sacrifice
Qui ne le prive pas pourtant de bénéfice.
Déjà pour l'ouvrier c'est un point important,
Le prix de ses repas est moins exorbitant;
Mais il ne suffit pas, en bonne ménagère,
D'être dans ses achats économe et sévère;

Car dans votre ménage informez-vous un peu
Combien de soins, de frais exige un pot-au-feu ?
Quand paraît le matin votre foyer s'allume,
Et pendant tout le jour constamment il consume
De la houille, du bois, si bien qu'au bout d'un an
Les frais de combustible épuisent l'artisan.
Ici l'ouvrier trouve un avantage immense,
La cuisine commune amoindrit sa dépense ;
Au lieu de cent foyers, un tuyau de vapeur
Fait bouillir la marmite en donnant sa chaleur.

Ce n'est pas tout encor, ce mode économique
A tous les aliments également s'applique :
Un pétrin mécanique inventé par Boland
Fonctionne déjà dans l'établissement.
L'ouvrier, qui souvent pour toute nourriture
Est réduit à manger une tranche bien dure
De pain noir et massif, n'est-il pas bien heureux
Quand il a tous les jours un pain délicieux ?
Le cœur vous en dit-il? goûtez à votre guise
Ce pain blanc comme lait, d'une saveur exquise ;
Il ne coûte pas cher, puis il est, sur ma foi,
Digne d'être servi sur la table d'un roi.

Qu'est-il après cela besoin de commentaire?
Je pourrais établir, si cela peut vous plaire,
Par des chiffres exacts, ce que dans ce séjour
L'ouvrier en détail dépense chaque jour ;
Mais on le sait, l'algèbre et les mathématiques,
Pour un sujet en vers sont par trop prosaïques.
Croyez-moi sur parole, et soyez satisfait,
La cuisine en commun est un très-grand bienfait ;
L'ouvrier l'apprécie, et c'est chose notoire ;
S'en servir cependant n'est pas obligatoire,
Chacun peut à sa guise acheter ce qu'il faut

Pour mettre, s'il lui plaît, chez lui la poule au pot.
J'en ai bien dit assez, je crois, sur ce chapitre,
Puis il est bientôt temps de finir mon épître ;

Mais n'abandonnons pas brusquement le sujet,
Ce travail à coup sûr ne serait pas complet.
Il faut vous résigner à m'écouter encore ;
De grâce, accordez-moi la faveur que j'implore ;
Je vous promets d'ailleurs de n'être pas diffus,
Et ne redoute pas d'essuyer un refus.

Nous ne pouvons pas tous jouir en ce bas monde
Des douceurs de l'aisance et d'une paix profonde ;
Le Ciel n'a pas à tous accordé le bonheur,
Au pauvre la besace, au pauvre le labeur.
Parfois son existence est moins dure sans doute,
Lorsque, dans son malheur, il trouve sur sa route
Des hommes bienveillants qui lui tendent la main ;
Il peut à ses enfants gagner un peu de pain,
Et son travail suffit à bannir la misère ;
Mais ses besoins souvent absorbent son salaire,
Il vit au jour le jour, et lorsque vient le temps
Où son corps épuisé succombe au poids des ans ;
Quand ses membres glacés par la froide vieillesse
Tombent paralysés sans force et sans souplesse,
Quand il ressent enfin l'approche de la mort,
Comment peut-il, hélas ! lutter contre son sort ?
Ira-t-il, implorant la charité publique,
Au riche indifférent présenter sa supplique,
Ou bien, las de traîner sa misère et son mal,
Ira-t-il terminer ses jours à l'hôpital ?
Pourtant, quand il arrive à la fin de sa course,
Telle est de l'indigent la suprême ressource.
Dans ces lieux vénérés où la religion
Prodigue aux malheureux sa consolation,
Sans doute l'indigent avec un cœur tranquille
Peut attendre la mort et son dernier asile ;
Des femmes au cœur pur, au regard maternel,
Apaisent sa souffrance en lui montrant le ciel ;
Mais qu'il est doux pour lui de finir sa carrière
Parmi ceux qu'il chérit pendant sa vie entière,
De voir à son chevet ses amis, ses enfants,
De les bénir encor de ses regards mourants !

Pourquoi, me direz-vous, cette sombre tristesse
Qui pendant mon récit vient m'assaillir sans cesse?
Je veux changer de ton, et mon léger pinceau
Va tracer à vos yeux un plus riant tableau.

Lorsque le matelot est battu par l'orage,
Qu'il aime à voir enfin se dresser sur la plage
Le phare protecteur qui le conduit au port!
Comme il revoit la terre avec un doux transport!
Comme lui, l'artisan, quand sa course s'achève,
Se laisse mollement bercer par un doux rêve;
Après de bien longs jours consacrés au labeur,
Il aspire à goûter quelques jours de bonheur.
Et ce rêve si doux, la caisse de retraite
Pour lui le réalise, ici même, à Marquette :
L'ouvrier peut sans crainte aborder l'avenir,
Et jouir du présent au gré de son désir,
Car l'avenir ne peut lui causer d'épouvante;
Il ne languira pas dans une vaine attente,
Et quand, après trente ans d'un travail assidu,
Il a droit au repos si long-temps attendu,
Il a ses revenus, à son aise il peut vivre
Aussi bien qu'un rentier inscrit sur le grand-livre.
Borné dans ses désirs, sa médiocrité
Fait toute sa richesse et sa félicité;
Il peut rester en paix, l'âme toujours contente,
Ayant pour tout avoir ses trois cents francs de rente.
Ainsi, quand le soldat vieilli sous les drapeaux,
Revient dans ses foyers, y chercher le repos,
S'il a servi trente ans son pays avec zèle,
La patrie à son tour le prend sous sa tutelle,
Il a sa pension, une croix, des honneurs,
Le pays récompense ainsi ses serviteurs.
Vétéran du travail, l'ouvrier de Marquette
Peut terminer ici ses jours dans la retraite,
Car ses maîtres sont là pour veiller sur son sort,
Ils auront soin de lui jusqu'au jour de sa mort.

Comme il doit éprouver une joie ineffable,
Quand le Dimanche il peut réunir à sa table

Sa femme, ses enfants et leurs jeunes enfants,
Tous ceux pour qui son cœur forme des vœux ardents!
Il me semble le voir, accablé de vieillesse,
Se retremper encore au feu de leur jeunesse,
Et ses petits enfants, autour de ses genoux,
Ecouter les conseils qu'un vieillard donne à tous;
Puis le cœur attendri bénir la Providence,
Qui donne un protecteur à leur adolescence.
Car les enfants aussi sont l'objet de ses soins,
Et d'ailleurs nous pouvons en être les témoins;
Venez donc avec moi jusqu'au troisième étage,
Et là nous trouverons les enfants à l'ouvrage.
Eh bien! que voyez-vous? De ces enfants hargueux,
Toujours en guerre ouverte et se battant entre eux,
Des gamins effrontés, à la figure blême,
Dont la bouche vomit l'injure et le blasphême?
Non, je vois en ce lieu l'ordre, l'activité,
Des visages décents et brillants de santé;
Ce sont tous des conscrits enrôlés de la veille,
Mais quand ils sont à l'œuvre, ils font déjà merveille.
Maintenant, écoutez tous ces jeunes gamins
Egayer leur travail par de joyeux refrains;
Heureux âge où l'on chante, âge où l'âme ravie
S'entr'ouvre avec bonheur aux charmes de la vie!
Oh! combien j'aime à voir ces jeunes travailleurs
Conquérir un salaire au prix de leurs sueurs,
Au lieu de s'en aller, fainéants et nomades,
Suivre un tas de vauriens dans leurs tristes croisades!
C'est que leur maître, ami de tous les artisans,
Veille aussi chaque jour sur leurs jeunes enfants.
Directeur éclairé, c'est lui qui leur inspire
L'amour du Créateur, de son divin empire.
Et tous ces jeunes cœurs, dociles à sa voix,
De la religion suivent les douces lois.

Dès que l'aube du jour annonce la lumière,
Pour eux c'est le signal de la sainte prière,
Et dans leur atelier les enfants réunis
Adorent à genoux Dieu qui les a bénis.

Dites-moi, n'est-ce pas un spectacle sublime
Que de les voir rendant un tribut légitime
Au Dieu si bon, qui lit dans leurs cœurs innocents,
Et qui jadis sur terre aimait tant les enfants?
Que n'êtes-vous ici, railleurs et froids sceptiques,
Qui riez sans pudeur de ces saintes pratiques?
Venez voir ces enfants, au cœur pur et sans fiel,
Levant pieusement leurs regards vers le ciel;
Venez les contempler, au lever de l'aurore,
Rendant hommage au Dieu que la nature adore.
L'homme, si misérable au sortir du néant,
S'élève jusqu'à Dieu dans un sublime élan;
Chrétien, il s'ennoblit relevé de sa chute;
Incrédule, il descend au niveau de la brute.
Ces enfants savent bien qu'à la religion
Ils doivent le bienfait de l'éducation;
Soumis, respectueux, vous les voyez sans cesse
Travailleurs assidus, modèles de sagesse,
Témoigner à celui qui dirige leurs pas,
Que bien jeunes encore, ils ne sont pas ingrats.

Il est de malheureux enfants sur cette terre
Qui n'ont jamais reçu les baisers d'une mère,
Pauvres déshérités, qui peut-être en naissant
Ont été recueillis par le premier passant,
Et reçus par pitié dans ces pieux hospices
Où la sainte vertu pleure sur tous les vices.
Hé bien! ces orphelins, ces pauvres malheureux,
Le monde bien souvent est sans pitié pour eux;
Eux qui n'ont d'autres noms que leurs noms de baptême,
Des railleurs effrontés leur lancent l'anathême,
Et dirigeant sur eux d'ironiques regards,
Les poursuivent du nom flétrissant de bâtards!
Oh! la fraternité, cette vertu divine,
On sait la pratiquer du moins dans cette usine.
Parmi ces travailleurs, voyez-vous ces enfants
Aux habits galonnés, pauvres quoique décents?
Ce sont des orphelins, enfants de la patrie,
Qui tous, par leur travail et par leur industrie,

Désirent ardemment se faire un avenir,
Sans que nul ait jamais le droit de les honnir.
Leurs compagnons pour eux sont pleins de bienveillance ;
Enfants abandonnés le jour de leur naissance,
Ils trouvent en leur maître un père, un protecteur,
Qui sait les diriger au chemin de l'honneur.
Un nom ? que leur importe un nom, pourvu qu'en somme
On dise à chacun d'eux qu'il est un honnête homme ?
Puis une fois rentrés dans la société,
On verra ce qu'ils sont, non ce qu'ils ont été.

Dans ce simple récit je ne dois rien omettre :
De zélés employés viennent aider leur maître ;
Tous les jours, à Marquette, un sage instituteur
Forme de ces enfants et l'esprit et le cœur.
Tous suivent ses leçons en élèves dociles,
Et ses soins, croyez-moi, ne sont pas inutiles,
Car ils savent déjà comprendre ce bienfait ;
Aussi vous avez vu que tout marche à souhait.

Dans ce cadre restreint j'ai passé sous silence
Bien des choses qui sont de certaine importance.
Ici les ouvriers ont leur estaminet
Qui n'a rien de commun avec le cabaret,
Repaire où l'artisan, abruti par l'orgie,
Se livre à la paresse et perd son énergie.
Là, jamais on n'entend ces ignobles clameurs
Qui s'échappent souvent d'un cercle de buveurs ;
On boit quand on a soif, on cause avec décence ;
Quand le maître parfois préside la séance,
Il voit avec bonheur, libres de leurs travaux,
Tous ces bons artisans se livrer au repos.

Voulez-vous visiter aussi ces longues salles
Où vous voyez des lits rangés par intervalles ?
C'est le dortoir commun à tous les travailleurs
Qui de l'hymen encore ignorent les douceurs.
Leurs lits sont bien douillets ; puis le célibataire
A le sommeil facile et calme d'ordinaire ;

Lorsque l'on est content et qu'on a le cœur pur,
On s'endort en rêvant de son hymen futur.

Une autre salle encor qui sans doute mérite
Que nous allions lui faire une courte visite,
Vous montrera les bains de l'établissement.
Sous un climat brumeux et bien rude souvent,
L'ouvrier ne peut pas aller à la rivière
Se rafraîchir le corps par un bain salutaire ;
A Marquette, à toute heure et dans toute saison,
Que le soleil se voile ou brille à l'horizon,
L'ouvrier peut, sans frais et sans aucune peine,
Jouir de ce plaisir que prescrit l'hygiène.
Hé bien ! n'est-il pas vrai que tous ces artisans
Ont autant de bonheur que bien des commerçants ?

En ai-je dit assez maintenant sur Marquette ?
Sur le point de finir ma muse s'inquiète ;
Peut-être dans ma tâche ai-je souvent faibli ?
Malgré tous mes efforts, mon but est-il rempli ?
Eh ! pourquoi donc trembler et craindre la critique ?
Je ne vais pas braver l'opinion publique ;
Ces vers que simplement j'adresse à des amis,
En de profanes mains ne seront pas remis,
Et pour moi ces amis seront pleins d'indulgence ;
Peut-être en auront-ils de la reconnaissance ?
D'ailleurs, par quel motif devrais-je être arrêté
En livrant mon travail à la publicité ?
Ai-je une seule fois manqué d'être sincère ?
Ou bien, prenant mon vol, et sortant de ma sphère,
Ai-je été dirigé par la cupidité ?
Non, je le dis à tous avec sincérité,
Et je le dis tout haut pour qu'on puisse m'entendre,
Poète, je suis fier et ne veux pas me vendre ;
Ma plume m'appartient, elle est tout mon avoir,
Mais de me l'acheter nul n'aura le pouvoir.
Si, quittant une fois le genre satirique,
J'ai loué dans mes vers les chefs d'une fabrique,
C'est que depuis long-temps je les ai de mes yeux

Vus travailler sans cesse à faire des heureux ;
Et si quelqu'incrédule, arrêté sur ma route,
Osait sur ma franchise élever un seul doute,
Je lui dirais : Venez à Marquette avec moi,
Vous qui dans mes récits n'avez aucune foi.
L'usine devant vous s'ouvrira sans mystère ,
Et vous verrez alors si ma muse est sincère ;
Ou si dans l'atelier, ce fracas du travail
Pour votre faible oreille est un épouvantail,
Attendez quelque temps, jusqu'à ce que Marquette
Ait un jour revêtu sa parure de fête,
Et vous pourrez juger si tous ces artisans
Savent envers leur chef être reconnaissans.
Oh ! ce jour-là pour tous est un jour d'allégresse ;
Hommes, femmes, enfants, tout le monde s'empresse :
C'est la fête de tous, c'est le jour du plaisir :
Plus de soins, de travail, mais un bien doux loisir.
J'ai vu plus d'une fois déjà dans cette enceinte
Un ravissant tableau de bonheur sans contrainte,
Et j'admirais ému ces travailleurs nombreux
Gais comme des enfants et folâtrant comme eux.
Pourtant jamais ces jours n'amènent de scandales ;
Ces fêtes ne sont pas d'ignobles saturnales
Où chacun, se gorgeant et de bière et d'alcool,
S'abandonne à l'ivresse et roule sur le sol ;
Ici point de fracas digne de la Courtille,
Vous avez sous les yeux un tableau de famille
Où tous, avec décence et régularité,
Se livrent aux élans d'une franche gaîté ;
Et leur maitre d'ailleurs à la fête préside ;
Affectueux pour tous, mais inspecteur rigide,
On sait que sur ce point il ne transige pas,
Et l'ordre le plus grand règne dans leurs ébats.
Et lorsque ce jour-là le ciel est sans nuage,
Qu'une brise légère agite le feuillage,
Et que le beau soleil brillant à l'horizon
De la cour du jardin vient dorer la cloison,
Vous croyez assister à ces charmantes fêtes
Que chanta si souvent la lyre des poètes.

Vous tous qui d'un collége avez suivi les cours,
Peut-être il vous souvient encor de ces beaux jours
Où rentrant au foyer, l'âme tout attendrie,
Vous alliez voir enfin votre mère chérie ?
Quel suave bonheur c'était alors pour vous
Quand vous vous élanciez, jetant sur ses genoux
Des livres, des lauriers, couronnes éphémères
Qu'on peut porter sans crainte et sans douleurs amères !
Et votre mère aussi, fière de vos progrès,
Pleurait en recevant ces gages de succès.
A ces doux souvenirs mon cœur ému palpite,
Ces jours sont déjà loin, ils ont passé bien vite ;
Mais ces plaisirs si purs, ce bonheur d'autrefois,
Je crois les retrouver encor, lorsque je vois
Ces glorieux concours, ces fêtes solennelles
Où le vainqueur reçoit les palmes les plus belles.
Si vous voulez venir à Marquette avec moi,
Oh ! vous éprouverez sans doute un doux émoi,
Car je me reportais au jour de ma jeunesse,
Lorsqu'au milieu des bruits et des chants d'allégresse,
J'entendais proclamer le nom des travailleurs
Qui, pendant une année, intrépides lutteurs,
Avaient, par leur courage et leur persévérance
Mérité de leurs soins la juste récompense.
Au collége autrefois, les sujets du concours
Etaient des vers latins ou d'éloquents discours ;
Mais ici les vainqueurs, les élus de la fête
Ont tous par leur travail fait honneur à Marquette ;
Ce sont ceux dont les noms sont au grand-livre inscrits
Et dont le maître est fier de montrer les produits.

Quelle joie éclatait alors sur son visage,
Quant au travers de tous, se frayant un passage,
Le vainqueur s'avançait à l'appel de son nom
Et quand il arrivait auprès de son patron !
C'est un de ces bonheurs qui ne peut se décrire ;
Les dames l'accueillaient avec un doux sourire,
Et comme il tressaillait lorsqu'une blanche main
Lui donnait ce présent sans orgueilleux dédain !

Oh ! que le souvenir d'une telle journée
Fera battre son cœur pendant toute l'année !
Comme il redoublera de soins dans ses travaux
Afin de mériter des triomphes nouveaux !

Mais le jour va finir : sur un signe du maître
La fête recommence en ce séjour champêtre,
Voici venir la danse et les ris et les jeux,
Tout s'agite à la fois, les jeunes et les vieux.

Entendez-vous ces sons, cette pure harmonie
Qui prêtent tant de charme à la cérémonie ?
Les flûtes, les pistons, les trombones, les cors,
Font retentir la cour de leurs joyeux accords ;
Trouverons-nous ici place pour la critique ?
Non : Marquette à bon droit est fier de sa musique,
Car tous ces jeunes gens, artistes travailleurs,
Peuvent prétendre un jour à des succès flatteurs,
Et s'ils n'ont pas encore inscrit dans leurs annales
De glorieux exploits, des fêtes triomphales,
C'est qu'ils datent d'hier, ainsi qu'un débutant
Dont les premiers essais révèlent le talent.

Un homme bien connu dans le monde artistique
Vint à Marquette un jour visiter la fabrique ;
Il put voir comme nous ce peuple d'artisans
Entourés de bien-être et de soins bienveillans.
Mais à Marquette alors il manquait une chose,
Du moins tel fut l'avis du savant virtuose :
Les arts, qui de tout temps nous offrent tant d'attraits,
Ne fleurissent-ils pas à l'ombre de la paix ?
Et ne pourrait-on pas, ici, sans flatterie,
Voir régner à la fois les Arts et l'Industrie ?
Voilà ce que disait un artiste éminent,
Quand il vint parmi nous, choisi pour président
D'une solennité dont notre ville est fière ;
De notre festival la salle tout entière
Retentit de bravos et de joyeux hourras,
Et chacun répétait : vive Ambroise Thomas !

A Marquette, on l'a vu tout rayonnant de gloire,
Et tous de sa visite ont gardé la mémoire;
Car lui-même n'a pas perdu le souvenir
De l'hospitalité qui le vint accueillir;
Et quand il reviendra voir ces jeunes artistes
Disposés à répondre à leurs antagonistes,
Qu'il pourra les entendre, ici, dans cette cour,
Il se rappellera qu'il leur promit un jour
Un de ces beaux motifs, suaves mélodies,
Comme celles que tous nous avons applaudies.
Croyez-vous qu'au talent du grand compositeur
Ces jeunes débutants ne feront pas honneur?
Ecoutez-les jouer cette marche charmante,
Aux accords entraînants, vive, retentissante.
Combien cette harmonie est d'un sublime effet!
Cette belle musique est de George Bousquet,
Qui pour des artisans écrivit cette page,
Et voulut à Marquette en adresser l'hommage.

Dantan, Thomas, Bousquet, trois noms bien glorieux !
Et moi, devrais-je encor me citer après eux?
Et puis-je sans orgueil, espérer qu'à Marquette
Un jour on parlera de moi faible poète?
J'ai déjà bien des fois parcouru le sentier
Qui mène à ce séjour qu'habite l'ouvrier.
Parfois tout homme, hélas ! éprouve en ce bas monde
De ces moments d'ennui, de tristesse profonde;
Et nous rêvons alors, le long d'un chemin nu,
Quelque chose de vague, à notre âme inconnu.
Tel aussi, moi poète, en poursuivant ma route,
Je sentais mon esprit assailli par le doute.
Le ciel avait perdu ses brillantes couleurs;
Mes yeux ne voyaient plus la verdure, les fleurs;
Mais lorsque j'arrivais sous les murs de Marquette
Le souci s'enfuyait de mon âme inquiète;
Et quand je me trouvais parmi ces travailleurs,
Les hommes me semblaient devenus bien meilleurs.
Condamnés au travail pendant toute leur vie,
Regardent-ils le riche avec un œil d'envie ?

Sont-ce là, dites-moi, ces hommes turbulents
Que la démagogie appelle ses enfants,
A tout homme de bien lançant leur anathème.
Bravant toutes les lois, celles de Dieu lui-même ?
Non, non, le souffle impur des révolutions
Ne leur met point au cœur de viles passions;
Honnêtes citoyens, travailleurs pleins de zèle,
Ils ont fait de Marquette une usine modèle ;
Et moi qui, tant de fois en ces lieux arrêté,
Vis ces bons artisans, remplis d'aménité,
En contemplant de près leur bonheur domestique,
J'ai voulu prendre alors mon élan poétique ;
Moi, qui toujours sceptique et hargneux dans mes vers,
Fus disposé sans cesse à blâmer des travers,
Je me suis fait flatteur, sans crainte qu'on m'accuse
D'avoir pour un peu d'or prostitué ma muse :
Je suis fier de louer des hommes généreux,
Et si d'autres pouvaient prendre exemple sur eux,
Oh ! je serais alors plus heureux qu'on ne pense !
Et ne désire pas une autre récompense.

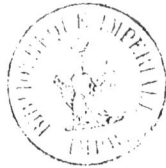

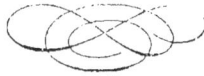

— LILLE. TYP. L. LEFORT 1853. —

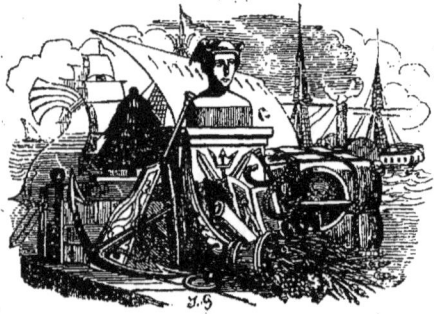

J. B.

— LILLE, TYP. L. LEFORT, 1853. —

www.ingramcontent.com/pod-product-compliance
Lightning Source LLC
Chambersburg PA
CBHW070753220326
41520CB00053B/4346